EXAMEN CRITIQUE

DE

L'HOMOEOPATHIE

PARIS. — TYPOGRAPHIE LAHURE

Rue de Fleurus, 9

EXAMEN CRITIQUE

DE

L'HOMOEOPATHIE

PAR LE DOCTEUR

D. J. G. OLLIVIER

Médecin en chef de la Marine

PROFESSEUR DE CLINIQUE MÉDICALE A L'ÉCOLE DE MÉDECINE NAVALE DE TOULON
OFFICIER DE LA LÉGION D'HONNEUR
MEMBRE DES ORDRES DU MEDJIDIÉ, DE LA VALEUR MILITAIRE DE SARDAIGNE, ETC.
MEMBRE DE LA SOCIÉTÉ ACADÉMIQUE DU VAR, ETC.

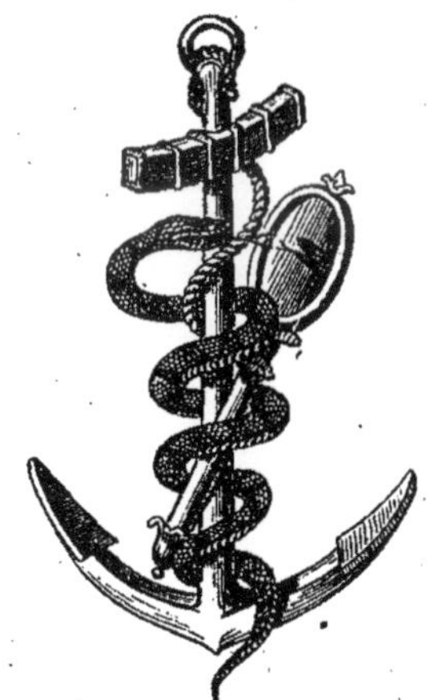

PARIS

LIBRAIRIE J.-B. BAILLIÈRE ET FILS

Rue Hautefeuille, 19, près le boulevard Saint-Germain

Londres	Madrid
BAILLIÈRE, TINDALL AND COX	C. BAILLY-BAILLIÈRE

1877

EXAMEN CRITIQUE

DE

L'HOMOEOPATHIE

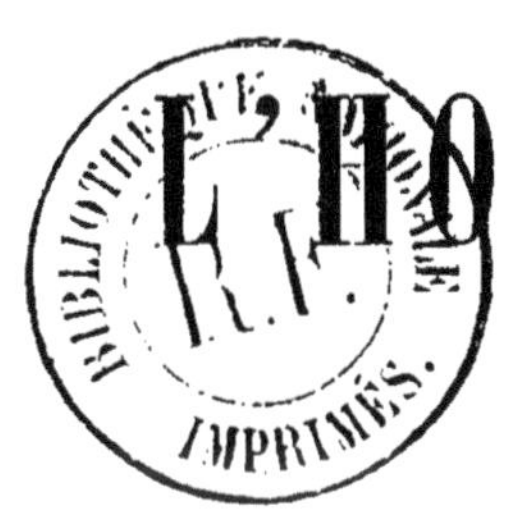

PAR LE DOCTEUR

D. J. G. OLLIVIER

Médecin en chef de la Marine

PROFESSEUR DE CLINIQUE MÉDICALE A L'ÉCOLE DE MÉDECINE NAVALE DE TOULON
OFFICIER DE LA LÉGION D'HONNEUR
MEMBRE DES ORDRES DU MEDJIDIÉ, DE LA VALEUR MILITAIRE DE SARDAIGNE, ETC.
MEMBRE DE LA SOCIÉTÉ ACADÉMIQUE DU VAR, ETC.

PARIS

LIBRAIRIE J.-B. BAILLIÈRE et FILS

Rue Hautefeuille, 19, près le boulevard Saint-Germain

Londres
BAILLIÈRE, TINDALL AND COX

Madrid
C. BAILLY-BAILLIÈRE

1877

EXAMEN CRITIQUE DE L'HOMŒOPATHIE

PAR M. LE Dʳ OLLIVIER

MÉDECIN EN CHEF, PROFESSEUR DE CLINIQUE MÉDICALE ET DE PATHOLOGIE INTERNE

DISCOURS PRONONCÉ A L'OCCASION DE LA RENTRÉE

LE 3 NOVEMBRE 1876

I

INTRODUCTION.

Monsieur le Directeur,

Messieurs,

« La plus haute, ou plutôt l'unique vocation du médecin est de rendre sains ceux qui sont malades, et le beau idéal de l'art de guérir est une restauration prompte, facile et durable de la santé, ou une destruction complète de la maladie, par la méthode la plus sûre. »

C'est ainsi que s'exprime Hahnemann, le créateur de la doctrine médicale dite homœopathie, dans les prolégomènes de son *Organon de l'art de guérir*. Et assurément, si les bases du système qu'il a créé étaient aussi solidement établies, et les bons résultats de ses appréciations thérapeutiques aussi incontestables que le sont ces axiomes préliminaires eux-mêmes, on aurait le droit de le proclamer le créateur d'une ère nouvelle dans l'histoire de la science médicale et de lui décerner le titre de bienfaiteur de l'humanité.

Fonder un système universel de médecine sur une seule proposition, expliquer clairement au malade de quelle façon

peut s'opérer sa guérison, substituer aux termes vagues et
obscurs de l'art un catalogue de symptômes distincts et précis,
et, enfin, remplacer l'écœurante pratique de prendre médecine
par la simple et élégante manœuvre d'avaler un globule de
sucre à peine imprégné d'une teinture médicamenteuse, telles
sont les innovations hardies de la doctrine et de la thérapeutique dont Hahnemann est le créateur.

Pendant les vingt premières années qui suivirent son appa-
rition, l'homœopathie, malgré le grand bruit qu'elle avait fait
en Allemagne, resta presque ignorée parmi nous. En Angle-
terre, on n'en eut tout d'abord qu'une idée superficielle et
incomplète due à un exposé très-vague et imparfait de Gran-
ville. Dans son *Examen des doctrines médicales*, Broussais
en parla brièvement et comme par ouï dire, et elle se fût
éteinte assurément aussi vite qu'un feu follet, si le maître
n'avait su modifier et rajeunir certaines parties de son système
nuisibles à son ensemble. La foi, doublée d'un vrai talent, des
plus distingués de ses disciples, contribua puissamment aussi
à la préserver d'un précoce naufrage.

C'est ce que j'appellerais volontiers la période scientifique de
l'homœopathie. Ses jouteurs déploient une érudition du meil-
leur aloi. Leur logique, souvent hasardée, n'en est pas moins
toujours ferme et serrée ; parfois même elle séduit et entraîne.
C'est qu'alors, en effet, la doctrine n'est pas encore descendue
des hauteurs abstraites de la théorie dans les champs plus sté-
riles de la pratique. Elle est encore dans les nuages, inacces-
sible aux regards des masses ; une auréole brille tout autour,
son mélange de simplicité et de mysticisme séduit et attache,
surtout au lendemain des règnes éphémères du Brownisme, du
Contro-stimulisme et du Broussaisisme.

Mais une phase nouvelle vient de s'ouvrir pour elle. Après
les spéculations théoriques arrive, forcément, le tour des affir-
mations et des applications pratiques. On voit alors, là même
où la science avait obtenu ses plus retentissants succès, l'art
tout seul aux prises avec les plus navrantes déceptions de la
réalité, la pratique contredisant la théorie. Les promesses ne
se réalisent point ; au contraire, les insuccès et les échecs se
répètent et se multiplient chaque jour. A défaut du maître, qui
n'est plus là pour sauver le système par une nouvelle conception hardiment lancée, quelques-uns de ses plus brillants

adeptes tentent l'entreprise, mais sans y parvenir. Ébranlée dans sa base, attaquée dans ses détails, surprise dans sa faiblesse et son insuffisance pratiques, l'homœopathie crie à l'injustice et à la persécution. Ce dernier cri a de l'écho dans toutes les choses humaines. Aux yeux de leurs partisans, les rares médecins homœopathes seraient bientôt des martyrs, si l'on ne savait combien leur situation matérielle est au contraire confortable et prospère.

C'est que ces adeptes fervents se recrutent surtout parmi les personnes aimant l'extraordinaire, l'original, le merveilleux. Ils chérissent les vagues et mystiques théories qui imposent la foi et que répudie la raison. L'homœopathie a une origine céleste : Hahnemann n'a-t-il pas dit que c'était un don fait à l'homme par la Divinité !

Ces cris contre d'imaginaires persécutions réussissent au delà de toute espérance. Malgré les échecs cliniques privés et publics de chaque jour, malgré la déconsidération que de maladroits procès jettent sur la doctrine homœopathique, le nombre, un moment affaibli, de ses admirateurs prend, depuis quelques années, un nouvel accroissement. Elle s'infiltre même dans des populations qui lui semblaient antipathiques.

Ainsi donc, après des vicissitudes bien diverses, la doctrine de Hahnemann vit, et prospère même. Que les théories qui l'étayent soient aussi vraies qu'elles sont agréables, ou bien aussi funestes qu'elles paraissent extraordinaires, le temps est venu de les exposer et de les discuter dans une école de médecine. Si l'Allemagne a été notre plus implacable ennemie, elle est aussi la patrie de Leibnitz, d'Euler, d'Hufeland, de Haller. Les idées qui en émanent ne doivent donc pas être rejetées sans examen sérieux et avec une orgueilleuse légèreté.

Car, messieurs, vraie ou fausse, l'homœopathie ne saurait être confondue avec l'empirisme. Si elle a quelques-unes des allures et certains signes du charlatanisme, elle n'en possède pas absolument les caractères et les attributs essentiels. Ce n'est point, en effet, une conception mystérieuse imaginée dans l'unique but de tromper et d'exploiter les populations. C'est, au contraire, une doctrine exposée avec clarté et soumise au libre examen de chacun. Ce n'est pas, non plus, un refuge pour l'ignorance, ses disciples devant avoir fait les études anatomiques, physiologiques, pathologiques, chimiques, botaniques et

autres, imposées à tout médecin. Elle est moins encore une il-
lusion dangereuse susceptible de convertir en instrument de
mort les espérances des valétudinaires. Elle recommande, par-
dessus tout, la tempérance et la sobriété, et, de l'aveu même
de ses adversaires, si elle ne fait aucun bien, c'est à peine si
elle est capable de faire quelque mal.

D'un autre côté, c'est vrai, il y a, dans la manière et dans
le style de Hahnemann, quelque chose qui tient réellement
du charlatan. Il se croit infaillible, parle de son système, je
l'ai dit, comme d'un don admirable fait à l'homme par la Divinité elle-même; il conseille l'usage du magnétisme animal,
dictant les règles de son application et citant les cures merveil-
leuses produites, selon lui, par la fidèle pratique de ces gros-
sières manœuvres.

Peu importe, messieurs, qu'avant Hahnemann, ainsi qu'on
a eu soin de l'observer, la médecine sût soulager et guérir, et
que, par ce seul fait, ses prétentions soient puériles et vaines.
— Ce n'est point là une raison suffisante pour renverser sa
doctrine. Quand bien même ses procédés curatifs ne seraient
point les seuls, ils pourraient encore être les plus prompts,
les plus sûrs et les moins dangereux.

Je me propose donc, messieurs, de consacrer cette séance
solennelle de rentrée de l'École de médecine navale de Toulon
à l'*Examen critique de la doctrine homœopathique.*

Dans la plupart des réfutations qui en ont été faites, cette
doctrine a été surtout attaquée par l'arme des grosses plaisanteries ou agacée par les fins sarcasmes. Mais rire n'est point
discuter, et encore moins prouver. Depuis plusieurs années
déjà, je me suis livré à une étude attentive et sérieuse de l'homœopathie : je veux aussi la discuter sérieusement. J'aborde
cette discussion sans parti pris contre elle, comme j'en ai
tenté autrefois l'examen approfondi, dégagé, à son égard, de
toute prévention. C'est au point que je serais devenu, à cette
époque, un fervent homœopathe, si la logique et le bon sens
ne m'en eussent empêché. Je ne suis pas de ceux qui disent
après Riolan : « J'aime mieux me tromper avec Galien qu'être
circulateur avec Harvey. » On doit accepter la vérité d'où
qu'elle vienne. La sincérité, dans les discussions scientifiques,
marche de pair avec la logique : rien ne dure et ne se consolide
sans son appoint.

Je serai donc entièrement de bonne foi dans cette étude critique. Je vais y apporter toute la loyauté que commande un sujet médical d'une si haute importance, parce que les questions de ce genre touchent aux intérêts les plus directs et les plus chers de l'humanité.

Une discussion de cette nature ne peut d'ailleurs qu'être sérieuse dans une enceinte comme celle-ci, et à l'égard des hommes que nous avons à combattre. Alors même que nous lutterons énergiquement contre eux, nous aurons la satisfaction de rencontrer dans nos adversaires des médecins instruits. Avant de devenir homœopathes, ils ont dû, comme tout membre de la famille médicale, fournir, devant trois Facultés distinctes, les preuves d'une éducation scolaire complète et de l'instruction technique la plus variée. Il y a des médecins praticiens homœopathistes; il n'est point nécessaire qu'il y ait des écoles homœopathiques. Un schisme se pratique plus qu'il ne s'enseigne.

Je vais présenter d'abord l'exposé du système médical nouveau d'après l'*Organon* lui-même et les autres œuvres d'Hahnemann : *Lettre sur l'urgence d'une réforme médicale. Fragments sur les propriétés des médicaments*, 1805; *Matière médicale pure*, 1811-1821 ; *Doctrine et traitement des maladies chroniques*. Les écrits de Jahr et de quelques autres de ses disciples ont complété les renseignements dont j'avais encore besoin. Je donnerai ensuite une appréciation de la doctrine, avec réfutation analytique et synthétique. Je terminerai en opposant l'immobilité de l'homœopathie au mouvement de la vraie médecine. En même temps, j'essayerai de tirer de ce dernier fait des conseils et des préceptes qui puissent être utiles à la jeunesse de nos écoles. Ainsi que l'a dit Sénèque : *Quid leges sinè moribus?*

II

EXPOSÉ DE LA DOCTRINE HOMŒOPATHIQUE.

§ 1er

Le principe fondamental de l'homœopathie (ὁμοιόν πάθος) est exprimé par son propre nom.

C'est l'art de guérir par les semblables, et, en termes plus clairs, la doctrine qui enseigne que chaque maladie peut être guérie par les médicaments que produiraient, chez une personne en santé, des symptômes semblables à ceux caractérisant la maladie elle-même. En opposition avec l'ancien dogme de la médecine traditionnelle, *contraria contrariis*, les observations, les réflexions et l'expérience de Hahnemann l'ont amené à déclarer seul vrai le dogme nouveau : *similia similibus curantur.*

Jusqu'à lui, aucun médecin n'aurait eu recours à cette méthode thérapeutique. Cependant, comme il l'assure, elle seule est efficace et vraie ; le principe qui la constitue a dû, dans la ongue succession des siècles, laisser des traces de son développement occasionnel. C'est, en effet, ce qui est arrivé.

L'attention de Hahnemann fut excitée pour la première fois, quand, à la suite de l'ingestion d'une certaine dose de quinquina, en pleine santé, il crut éprouver quelques-uns des symptômes de la fièvre intermittente. Surpris de ce phénomène, il consulta de nombreux auteurs pour savoir si des faits analogues s'étaient déjà produits. Quarante pages de citations affirmatives démontreraient le succès de ses recherches dans le sens de son opinion, si ses adversaires n'avaient avancé que les faits étaient faux ou accommodés aux besoins de sa cause.

Des hauteurs de son érudition, il descend ensuite aux pratiques ordinaires de la vie commune, où il cherche des exemples pour corroborer son principe. Ainsi l'on guérit un membre gelé, en le frictionnant avec de la neige. Le cuisinier avisé, dont la main vient d'être échaudée, la rapproche tout aussitôt du feu, surmontant, avec courage, la plus cruelle douleur, convaincu que la guérison sera ainsi complète et rapide. D'autres appliquent sur les parties brûlées de l'alcool chauffé ou de l'essence de térébenthine : ils sont guéris en quelques heures, tandis que l'eau froide aggraverait le mal.

Sur ce point l'empirisme est appuyé par des autorités importantes. Formelius rapproche du feu la partie brûlée. John Hunter imite cette pratique, condamnant également l'usage de l'eau froide. Sydenham et Benjamin Bell se déclarent pour l'alcool. Kenthel, Heister et John Bell conseillent l'essence de térébenthine.

Hahnemann cite un grand nombre d'auteurs qui, à la suite de semblables pratiques, auraient nettement entrevu l'homœopathie, sans avoir possédé, toutefois, l'esprit de synthèse nécessaire pour en faire une appréciation générale.

Chaque maladie, quand elle n'est pas du ressort de la chirurgie, n'est qu'une perturbation plus ou moins violente de l'économie animale, manifestée par des *symptômes*.

Au moyen de médicaments appropriés, elle sera convertie en une maladie artificielle semblable, mais plus énergique, qui, à son tour, cédera à l'action réparatrice de la force vitale. En effet, l'économie animale est plus susceptible d'être affectée par les influences médicamenteuses que par les affections morbides naturelles. Elle peut être modifiée par les remèdes, presque dans toutes les circonstances ; les causes morbifiques ne peuvent l'atteindre au contraire que dans les cas de prédisposition organique. Il s'ensuit que la maladie artificielle, étant absolue, subjuguera l'autre qui est conditionnelle et moins énergique.

Mais pour qu'elle ait toute son efficacité, cette maladie artificielle doit être semblable à la maladie qu'elle est appelée à guérir. Afin d'arriver à la démonstration complète de cette proposition, il faut voir d'abord ce qui se passe lorsque deux *maladies naturelles dissemblables se rencontrent au sein de l'économie.*

Plusieurs cas se présentent, dit Hahnemann :

1° Ou ces deux maladies possèdent le même degré de force, ou la plus ancienne est la plus violente des deux. Dans ce cas, l'affection nouvelle disparaîtra promptement, mais sans que la première se soit affaiblie. Ainsi la peste n'attaquerait jamais un teigneux ou un lépreux.

2° Si, au contraire, la deuxième maladie est la plus forte, les effets de l'ancienne seront enrayés jusqu'au moment où celle-là sera parvenue à la guérison. Elle reparaîtra ensuite sans que cette disparition temporaire ait pu diminuer en rien son activité et son énergie. C'est ainsi que Tulpius, dont ce tableau nous rappelle la renommée anatomique, a vu deux enfants épileptiques momentanément guéris à la suite d'une atteinte de teigne et repris des convulsions du *morbus sacer* dès la disparition du *porrigo favosa*. On aurait remarqué que la folie, éclatant chez un sujet frappé de consomption pulmonaire,

arrête les ravages de celle-ci, qui d'ailleurs ne tarde pas à re-
prendre sa marche précipitée, dès qu'il n'y a plus de traces de
l'affection mentale elle-même.

5° On voit pourtant quelquefois la nouvelle maladie conclure une sorte d'alliance avec l'ancienne, et les deux réunies
déclarer une guerre acharnée à la constitution du malade.
Mais ce mode de complication des maladies est heureusement
assez rare. Pendant une épidémie de rougeole et de variole,
Russel, sur un total de 200 cas, n'aurait observé qu'un seul
sujet frappé par ces deux maladies infectieuses à la fois. Rais-
sey, pendant sa longue carrière, n'a constaté que deux fois la
reproduction du même fait. Maurice était dans le même cas.
Zenther cite une éruption vaccinale qui ne dévia pas de sa
marche normale, bien que le sujet fût atteint en même temps
de rougeole et de purpura. Jenner vit également une vaccine
dont les progrès ne furent pas troublés par l'existence d'une
infection syphilitique soumise à un traitement mercuriel.

Les complications des maladies sont en outre plus fréquentes
quand celle venant en dernier lieu est le résultat des erreurs
du médecin lui-même.

Voilà donc ce qui se produit dans les cas de rencontre de *maladies dissemblables*.

Le résultat est bien différent, ajoute Hahnemann, lorsque ce
sont au contraire deux *maladies semblables* qui viennent à se
rencontrer, c'est-à-dire, quand à une maladie antérieure s'en
joint une autre de la même espèce, laquelle toutefois est plus
intense. L'homme peut ici recevoir une leçon de la nature,
car au moment de la production de cet acte morbide complexe,
une maladie n'exclut point l'autre sans subir elle-même de modi-
fication comme dans le premier cas relatif aux maladies dissemblables. Elle ne la laisse pas reparaître non plus, après en avoir seulement interrompu le cours, comme dans le deuxième cas. —
Enfin, il n'en résulte point une double ou complexe, comme
dans le troisième cas. Au contraire, deux maladies semblables
dans leurs symptômes, quoique différentes par leur origine, se
détruisent réciproquement. Ainsi, bien qu'une violente ophthalmie soit souvent amenée par la variole, des inflammations
chroniques de l'œil ont pu guérir parfaitement par l'inoculation du virus variolique comme l'attestent Dezoteux et Leroy.
D'après le témoignage de Closs, la surdité a été guérie quel-

quefois de la même manière. Hardège a vu la fièvre vaccinale enrayer la fièvre intermi tente.

C'est d'après ces propositions, fausses ou vraies, que Hahnemann divise l'art de guérir en trois branches distinctes :

La première est l'*homœopathie*, méthode qui imite la nature dans ses plus habiles procédés (ὁμοιόν, πάθος).

La deuxième, l'*allopathie*, celle qui, jusqu'à Hahnemann, a été le plus en usage, cherche à guérir les maladies en excitant des affections dissemblables (ἄλλον, πάθος).

La troisième, l'*énantiopathie* ou *antipathie*, opposant les contraires aux contraires, amène quelquefois des soulagements momentanés, mais elle finit par augmenter et perpétuer le mal (αντι, πάθος).

Il n'y a donc que trois rapports possibles entre les symptômes des maladies et les effets purs, c'est-à-dire, produits sur l'homme sain par les médicaments : similitude (homœopathie), opposition (antipathie), hétérogénéité (allopathie).

§ 2

Du principal théorème de l'homœopathie résultent deux corollaires, qui n'ont pas excité moins de débats que le grand principe de la doctrine elle-même.

Le *premier corollaire* est celui-ci :

Une maladie n'est qu'une agrégation de symptômes ; par conséquent, dans le traitement des affections variées qui frappent l'homme, la seule tâche du médecin doit consister à éteindre ces symptômes, puisqu'en les attaquant on se sera adressé au principe du mal lui-même. Un ancien adage médical a dit : *cessante* ou *tollatâ causâ, tollitur effectus*, mais Hahnemann soutient que l'assertion contraire n'en est pas moins exacte. Malgré ses études approfondies de la pathologie, il rejette toutes les désignations usuelles des maladies, scientifiques ou vulgaires. Il n'entend rien aux fièvres, catarrhes, convulsions, etc.... Il ne s'occupe que des douleurs, de la débilité et des autres expressions symptomatiques formant le tableau de ces maladies. Un homœopathe ne s'enquiert pas si l'on a la fièvre, un rhumatisme, un accès de goutte ; mais il interroge avec soin l'état de la tête, de la poitrine, de l'abdomen, des divers appareils organiques. Peu lui importent les maux de tête, d'oreille, d'estomac et autres encore. Il lui faut savoir où siége la douleur dans la tête, l'oreille, l'estomac ; quelle est sa nature. Comme c'est en effet par des symptômes qu'est guidée la pratique, il faut avoir de ceux-ci une connaissance absolue. L'homœopathiste les poursuit et les observe à travers toutes les catégories des où, des comment, des quand, avec une minutieuse attention, que sont incapables d'égaler les méthodes vulgaires.

Cette façon d'envisager les maladies n'est point nouvelle, car Gaubius avait déjà dit : *morbus est complexus symptomatum*, et, dans la pratique, tout en parlant d'atteindre les causes, les médecins ne traitent au fond que les effets. Néanmoins cette définition et les conséquences qu'en tire Hahnemann ont rencontré l'opposition la plus ardente. On a même emprunté des arguments à la psychologie, celui-ci, par exemple, que dans l'esprit humain la synthèse précède l'analyse, que l'enfant connaît sa nourrice avant d'en avoir distingué le nez, la bouche, les yeux, les mains, etc., etc....

D'après la doctrine hahnemanienne, les symptômes constituant, je l'ai dit, ce que l'on doit attaquer et poursuivre, dans une maladie, et ces symptômes étant destinés à disparaître par suite de l'emploi des médicaments susceptibles d'en produire de semblables sur un sujet sain, il devient très-facile de composer une pharmacopée homœopathique. Il s'agit pour cela de trouver un certain nombre de sujets jouissant de la plénitude de leur santé, d'un caractère doux et patient qui consentiraient à se soumettre à des expérimentations pharmacodynamiques. Après avoir ingéré une certaine dose d'une substance animale, végétale ou minérale, ils suivront un régime qui soit incapable de modifier l'action de celle-ci, noteront tous leurs effets en suivant les règles inscrites par Hahnemann dans son *Reine Arzneimittellehre* ou doctrine des médicaments.

Un autre reproche adressé à ce sujet à l'homœopathie, c'est que bien peu de personnes sont assez saines par elles-mêmes pour que de telles expériences puissent se faire dans les conditions sérieuses que comportent de pareilles données. La plupart des idiosyncrasies, des constitutions, offrent des particularités qui jetteront toujours une très-grande incertitude sur le résultat des expérimentations entreprises. Ainsi, tel individu prendra impunément des doses de laudanum capables de tuer 5 ou 6 autres · objection grossière et sans valeur selon Hahnemann.

Sa théorie des médicaments, produit de son expérience personnelle et de celle de ses disciples, s'appuie sur un nombre considérable de faits affirmatifs. C'est en expérimentant sur eux-mêmes, mettant ainsi tous leurs organes à la torture, que les homœopathes ont acquis toutes les connaissances en leur possession. Le résultat de leurs recherches n'étonne pas moins par sa minutieuse exactitude que par son immense étendue. Ainsi le *nux vomica* produit plus de 12 000 symptômes, le *calcaria carbonica* obtenu de l'écaille d'huître en développe plus de 2000 ; il y en a 1242 par le *succus sepiæ*, etc. Dans le cas même où la moitié de ces symptômes serait purement hypothétique, ou bien résulterait de vicieuses particularités de constitution, on possède encore une somme considérable de faits propres à étayer une pharmacopée conforme à la théorie des semblables.

Arrive maintenant le *deuxième corollaire* du principe essentiel de l'homœopathie.

Puisque, dans le traitement des maladies, il ne faut employer que les substances méicamenteuses propres à provoquer des symptômes de la nature de ceux existant déjà, ces agents produiront leurs effets sur un tempérament prédisposé à en être affecté. Or, le pouvoir de la médecine dominant celui de la maladie, une très-petite quantité de médicament sera suffisante pour agir sur une constitution ainsi préparée. La plus légère aggravation de la maladie par des moyens purement médicaux constituera une maladie artificielle assez puissante pour contrarier et faire disparaître l'autre. Plus, à son tour, cette maladie artificielle sera intense, plus facilement elle cédera à l'action du principe vital.

De ces considérations théoriques découle la nécessité de l'emploi des *petites doses médicamenteuses*.

La forme pratique, que prend cette conclusion, est sans contredit la partie la plus remarquable de la doctrine et celle qui devait le plus exciter l'attention publique. Marchant, pas à pas, dans ses réductions, Hahnemann adopte des propositions inconnues jusqu'alors et vraiment incroyables. Jugez plutôt.

La millionième partie d'un grain est une dose ordinaire,

mais ses réductions vont quelquefois jusqu'aux billionièmes, trillionièmes et même décillionièmes parties. Supposons que le médicament appartienne au règne *minéral*, on en prend un grain sous forme de poudre, qu'on triture pendant une heure avec quelques grains de sucre de lait. On prend ensuite un grain de ce mélange, lequel est trituré une deuxième fois avec quelques grains encore de sucre de lait, de façon que chaque grain de cette seconde composition contienne seulement une dix-millième partie du grain primitif. Une troisième trituration réduira la proportion de la substance médicamenteuse à un millionième, et ainsi de suite selon le nombre des atténuations. Un seul grain de la poudre, ainsi obtenu, est dissous dans quelques gouttes d'alcool. Une goutte de cette solution est mêlée à quelques autres gouttes de la même substance, et l'on réduit par un procédé semblable cette mixture au 5e degré. Toujours avec une goutte de la dernière obtenue, on procède à une nouvelle atténuation, et ainsi de suite jusqu'à la 33e selon le besoin et l'espèce médicamenteuse. A mesure que l'on a obtenu la dilution s'adaptant à cette dernière, on en humecte des granules de sucre de lait, qui sont les globules homœopathiques, ayant le volume d'une graine de pavot. Ils sont imprégnés aux 5e, 15e, 20e, 50e dilutions, selon le cas.

Le malade les avale à sec, comme une simple pilule, ou bien dissous dans une ou plusieurs cuillerées d'eau, ce qui rend le remède plus énergique encore. Il était impossible, assurément, de trouver un mode de médicamentation plus agréable que cette « dispensation des médicaments homœopathiques, » pour parler le langage de Jahr.

Mais il y a plus encore. L'ingestion de ces non-pareilles n'est pas toujours nécessaire pour guérir homœopathiquement. Ainsi contre une maladie attaquée au moyen de l'aimant, l'effet recherché s'obtient par le simple contact.

Il y a même mieux que cela. Dans bien des cas, on se contente de faire flairer par le malade là fiole contenant les globules.

Enfin quelques insinuations parsemées dans l'*Organon* portent à faire croire que certaines substances peuvent agir à la simple vue.

Il en résulte que les médicaments homœopathiques sont pris par la bouche en poudre ou en globules, non dissous ou préalablement dissous dans l'eau filtrée ; ou bien on les fait simplement flairer, et il en est qu'il suffit de regarder.

C'est ici que les plaisanteries ont eu beau jeu, et l'on ne s'en est point fait faute pour renverser, en la ridiculisant, la doctrine nouvelle.

Mais Hahnemann proteste. Il en appelle aux faits, taxant d'absurde le parti pris de contester ce que prouve et démontre l'expérience de chaque jour. En s'étonnant de la puissance des doses infinitésimales, les incrédules ne tiennent pas compte, selon lui, de l'ébranlement et du frottement imprimés pendant leur préparation aux remèdes homœopathiques. Non-seulement ceux-ci subissent par ces percussions violentes de très-nombreuses modifications, mais ils acquièrent de plus un prodigieux développement de force. C'est à tel point qu'une goutte de *drosera* administrée à un enfant, qui a la coqueluche, peut compromettre sa vie, quand elle a été atténuée au 13ᵉ degré et secouée 20 fois, à chaque réduction. Au contraire, si elle n'a subi que deux secousses, un simple globule de sucre, humecté dans ce liquide porté à la 3ᵉ dilution, amène une prompte et radicale guérison.

Malgré ce qu'elles ont de spécieux, ces explications sont insuffisantes. Des théories aussi extraordinaires ne peuvent avoir pour appui que des faits bien établis.

L'homœopathie accorde une aussi bonne part à la diététique qu'à la thérapeutique proprement dite. A cet égard, ses principes sont fort judicieux.

Hahnemann fait observer qu'un malade qui prend ses doses, doit éviter tout ce qui en peut contrarier l'action et s'abstenir, par conséquent, de toute substance jouissant de propriétés médicales.

Pour cette raison, il proscrit sévèrement toutes les épices : la moutarde, les plantes médicinales et un grand nombre d'autres végétaux. Il frappe aussi de proscription les oies, les canards, les poulets trop jeunes, le mouton, le jeune veau, le porc et toutes les viandes trop grasses ou salées. Il se prononce aussi contre les liqueurs, les vins, les enveloppes et le noyau des fruits. Les parfums, les laines sur la peau sont également défendus. Il n'est pas moins opposé aux émissions sanguines. On fuira les salles de spectacles et toutes les réunions surexcitantes. Un domestique maladroit, une femme acariâtre sont

contraires au succès des cures homœopathiques. Nous avons le
regret d'ajouter que le café et le thé figurent aussi parmi les
substances prohibées.

La liste des aliments qui sont autorisés est cependant assez
respectable encore. On peut donner le bœuf, le veau de deux
mois, les poulets en maturité, les dindons, le gibier, le pois-
son, les pommes de terre, les pois, les fèves, les épinards, le
riz, le froment, l'orge, le macaroni, les vins légers, les fruits,
le chocolat, le lait, le beurre, le fromage, etc., etc. Ils ne seront
permis toutefois que s'ils ne sont point interdits par un état
idiosyncrasique spécial.

Après avoir condamné ce régime, Henrioth le releva cependant pour voir en lui la cause des succès attribués à l'homœopathie : témoin le vieux Cornaro qui obtenait tant de choses
par l'observance d'une bonne diététique.

Dans les affections chroniques où cette méthode a besoin
pour guérir de plusieurs mois ou même de plusieurs années,
la diététique peut être, on le conçoit, de la plus grande utilité.
Mais en est-il ainsi dans les maladies aiguës, où un jour suffit
d'ordinaire et où même suffisent parfois quelques heures pour
rétablir entièrement le malade, s'il faut en croire les hahne-
manniens ?

En dehors de ce que le régime a pu lui donner de secours
utiles, Henrioth pensait que le système nouveau pouvait agir
comme la *Methodus expectativa*, en n'imprimant aucune violence à l'organisme, laissant ainsi le champ libre à l'énergie
de la nature. Ou bien encore la sensibilité maladive du système nerveux n'exige qu'une très-faible quantité de médicament. Ces principes, qu'avait admis Brown, pourraient recevoir leur application, j'en conviens, dans les cas où il existe une
forte excitabilité ; mais dans les maladies qui ne sont point es-
sentiellement nerveuses, et surtout dans les inflammations, ils
seraient vraiment désastreux. Henrioth eût dû citer des exemples à l'appui de son opinion, d'autant plus que les homœopathistes soutiennent que leur méthode est surtout puissante contre les maladies inflammatoires.

La foi dans les procédés nouveaux est à elle seule une cause
suffisante de guérison dans certaines maladies. Mais cette raison
ne peut s'invoquer pour les aliénés et les enfants.

Les cures peuvent n'être qu'apparentes, momentanées et

bientôt suivies de rechutes. Où sont les preuves d'une telle assertion ?

En somme, Henrioth n'ébranla nullement par ces divers arguments la nouvelle doctrine à peine naissante.

§ 3

Hahnemann a montré dans son *Exposé des maladies chroniques* une remarquable érudition, mais encore plus d'imagination.

Pour lui, ces maladies sont dues à un miasme qui, à une certaine époque, a infecté l'économie. Il les classe, au point de vue de leur origine, en trois groupes : syphilis, sycosis, psore.

Les deux premières ne sont que des variétés de l'affection vénérienne. A la troisième se rattache la longue série des maladies cutanées, depuis la lèpre jusqu'à la gale.

Un huitième des affections chroniques prend son origine dans la sycosis et la syphilis. La psore absorbe à elle seule les sept autres huitièmes.

Suivant le novateur, le traitement employé jusqu'à lui, pour combattre cette dernière, a été complétement erroné. On aurait trop considéré les maladies cutanées comme des lésions simplement locales, n'affectant pas le reste de l'organisme, et qui peuvent être détruites par les préparations de soufre, de zinc, de mercure, etc. Hahnemann soutient que les affections cutanées ne sont, au contraire, que les signes extérieurs de la maladie interne ayant infecté l'économie entière avant d'avoir révélé sa présence par des manifestations extérieures caractéristiques. En éteignant celles-ci, la maladie extérieure acquerrait plus de force encore, son énergie nouvelle se traduisant alors par les formes les plus multiples et les plus effrayantes. L'homœopathie attaque la psore sous tous ses aspects et dans toutes les phases de son évolution, avec une sûreté inconnue à toute autre méthode thérapeutique. Les manifestations de la sycosis et de la syphilis sont combattues, elles aussi, avec la même efficacité.

Ainsi que l'a observé Gubler, Hahnemann n'aurait point fait que des dupes sans rien produire. Il a rendu à la médecine traditionnelle des services qui, pour être involontaires et inconscients, n'en sont pas moins incontestables : réaction contre la grossière posologie d'autrefois; protestation permanente contre l'intervention incessante, immodérée, brutale même, de la pharmaco-dynamie; élan vers la recherche des alcaloïdes et des principes actifs des médicaments, lesquels permettent l'emploi de formes pharmaceutiques rivalisant avec les globules homœopathiques; contribution à la connaissance physiologique des agents de la matière médicale; appréciation des influences du régime et démonstration de l'importance des conditions hygiéniques pour la curation des maladies. Enfin, en se livrant à une expectation voilée, l'homœopathie a rendu, par ce côté, un plus grand service encore : elle a fait mieux connaître la marche naturelle des maladies, a permis de reviser la doctrine « des jours critiques et décrétoires », et d'arriver à une appréciation plus rationnelle des propriétés des médicaments, de la puissance de l'art et des sources d'indications thérapeutiques.

§ 4

Telle est, messieurs, la théorie de la doctrine homœopathique.

Vous me rendrez cette justice d'avoir montré, dans l'exposé que je viens d'en faire, une impartialité absolue. Je gagerais même que ceux de vous qui m'ont suivi avec attention ont pu croire par moments que j'étais un véritable hahnemannien.

Plus d'une fois, en effet, j'ai eu soin de relever çà et là, afin de les combattre, quelques-uns des arguments lancés contre Hahnemann par certains critiques de son époque. En faisant ainsi, je n'avais d'autre but que d'épuiser les discussions de détail, afin de n'avoir plus en face que les grandes questions de la méthode thérapeutique des semblables au moment où j'arriverais à sa réfutation.

III

RÉFUTATION DE LA DOCTRINE HOMŒOPATHIQUE.

J'aborde enfin cette réfutation après m'être pénétré des travaux de tous les auteurs sérieux qui, depuis Hollard jusqu'à nos jours, ont examiné, critiqué et condamné l'homœopathie, et, parmi les plus modernes, Trousseau, Pidoux, Gubler, etc. Je fais, pour cette deuxième partie de mon œuvre, ce que je viens de faire pour la première : je puise aux sources directes et je néglige les minuties pour ne m'attacher qu'aux arguments sérieux. J'efface ma personnalité pour le fond, la laissant entière dans la forme et la maintenant exclusive dans mes conclusions et ma péroraison.

Ainsi, messieurs, pendant une longue série de siècles, la médecine, d'accord avec le sens commun, admet comme axiome la célèbre proposition de Galien : *Contraria, contrariis, opponenda*. Non point que l'on eût ignoré que s'attaquer aux causes morbides, aider aux efforts naturels de l'économie animale, ou même imprimer à celle-ci une violente secousse pour la ramener dans la bonne voie, ce n'était point précisément faire le contraire de la maladie. Mais c'était une manière indirecte d'atteindre ce but, vers lequel tendent d'elles-mêmes la plupart des actions médicatrices. Par exemple, resserrer les tissus, quand ils sont détendus, au moyen des astringents, ou, au contraire, les relâcher par les émollients ou des sédatifs topiques, s'ils offrent un excès de tonicité, c'est certainement faire le contraire de la maladie.

C'est poursuivre la même tactique, quand nous rafraîchissons avec la glace une partie embrasée par l'inflammation, quand, grâce à une application de sangsues, nous soustrayons du sang à un organe hyperémié.

Hahnemann crut voir, je l'ai dit, une action fébrigène dans le quinquina qui guérit la fièvre intermittente, et il ne craignit pas de conclure, de ce seul fait, que, pour arriver à la curation de chaque maladie, il faut trouver un agent capable de produire artificiellement une affection semblable à celle qu'il s'agit de combattre, etc., etc.

Mais, d'abord, l'écorce du Pérou produit-elle réellement la fièvre? Pour l'affirmer, il eût fallu constater ce frisson caractéristique d'un accès intermittent qui ne ressemble qu'à luimême, cette chaleur brûlante qui vient après, et, enfin, ces sueurs profuses, consécutives, suivies de prostration des forces, avec sécheresse de la bouche, soif inextinguible, etc., etc. Or, rien de cela n'a été observé.

Ce qu'éprouve en réalité la personne bien portante ou malade qui a pris une certaine dose de quinquina, c'est une douce
chaleur commençant du côté de l'estomac et s'irradiant vers
les autres appareils; c'est quelque chose de semblable à ce que
produit du vin généreux, du bon café, une bonne liqueur. Ce
sont, en un mot, des effets de douce stimulation suivis d'une
tonicité générale. Or, y a-t-il là quelque chose qui se puisse
assimiler à un accès de fièvre?

L'appui, recherché plus tard par les homœopathes dans certaines idées semblables qu'auraient émises Bretonneau, Andral
et Trousseau, était sans aucun fondement. Ces auteurs n'ont
jamais dit que le quinquina produisît la fièvre, et encore moins
la fièvre intermittente. Exagérant, par une administration per-
sistante de ce médicament, les effets fugaces de tantôt, ils ont
porté l'action tonique qui en résulte à un degré plus élevé, et
le pouls, sous cette influence, a pu prendre des caractères res-
semblant plus ou moins à ceux des mouvements fébriles légi-
times.

D'ailleurs, les expériences entreprises par Hahnemann pour
vérifier son idée préconçue, expériences faites d'abord avec le
quinquina, puis étendues à un grand nombre d'autres substances, furent loin d'être encourageantes. Sans résultat, dans
bien des cas, funestes même dans une foule d'autres, elles ne
découragèrent pas cependant le novateur. C'est alors qu'il sup-
prima les doses massives dangereuses pour n'employer que des
quantités impondérables de substances médicinales incapables
d'émouvoir un seul instant l'organisme.

Le point de départ de cette deuxième erreur peut se trouver
aussi dans la façon toute métaphysique dont il conçoit la maladie, « cette altération dynamique de notre vie spirituelle »,
ce « changement immatériel dans notre manière d'être », et encore « la force vitale sortie de son rhythme normal ».

Pour Hahnemann, le principe vital, immatériel et indépen-
dant, évolue dans l'organisme comme l'âme végétative de
Stahl, et la maladie, force sans matière, n'agit point sur le
corps lui-même, mais sur la force vitale qui l'anime. Négligeant
les maladies aiguës, qui se guérissent d'elles-mêmes ou tuent
rapidement, si on ne les traite pas avec énergie, il imagine, on
le sait, pour expliquer toutes les maladies chroniques, une série de causes occultes obéissant à trois influences morbifiques

prépondérantes et absolues : la syphilis, la sycose et la psore. Cette dernière surtout, qui n'est autre chose que la gale, maladie locale par excellence, serait un véritable Protée ; se masquant sous les traits des névroses, des inflammations, des convulsions et paralysies, des cancers, des caries.... Que sais-je encore !

Après de telles prémisses, on pourrait croire que Hahnemann adopterait une thérapeutique ontologique, comme sa conception de la maladie, et l'amenant forcément à des médicaments spécifiques. Ce n'étaient point les manifestations symptomatiques toujours mobiles, changeantes, et en quelque sorte insaisissables des maladies qu'il fallait combattre : c'était à la cause supposée immanente des lésions organiques ou fonctionnelles qu'il fallait s'adresser. La logique le voulait ainsi.

Mais point. La seule chose, au contraire, dont le médecin doive s'occuper, en homœopathie, est l'ensemble des symptômes. Et du moins, s'il était question d'un ensemble méthodique, où chaque phénomène occuperait sa place, selon son importance et son degré de subordination par rapport aux autres. Mais non, c'est un pêle-mêle indescriptible, et le novateur, n'ayant nul souci des altérations anatomiques, qui comptent bien pourtant dans le tableau d'une maladie, supprime, dans sa doctrine, l'anatomie et la physiologie pathologiques.

Et, de plus, quand on le voit s'occuper uniquement des symptômes, croyez-vous que ce soit pour réprimer ceux qui sont excessifs ou régulariser ceux qui sont déréglés? Pas du tout : son but, nous l'avons dit, est de substituer à la maladie spontanée une affection médicamenteuse qui lui ressemble le plus possible, mais seulement moins tenace, et, par suite, plus aisée à extirper : *similia similibus curantur.*

J'ai fait connaître ses expériences sur lui-même et celles tentées sur ses propres adhérents, pour dresser la liste des substances pouvant produire ce résultat précieux. Que de choses j'en aurais encore à dire, bien que déjà, dans ce discours, j'aie, par sincérité, consacré près de la moitié de son étendue à l'exposé impartial de la doctrine homœopathique. Ainsi, l'un des expérimentateurs prend du charbon, et sa vue se raccourcit, une tumeur rouge lui vient au front, ses gencives se décollent, son humeur est chagrine, il est dégoûté de la vie. L'arnica produit des douleurs de luxation, du malaise périostique, amène des rêves érotiques, de la facilité à sentir les injures et à en décocher contre les autres. Le platine fait entendre des bruits de voiture ; si l'âme est heureuse, le corps souffre, et réciproquement, on a un premier jour sombre, mais on voit en rose au second, et le sujet peut arriver jusqu'au délire des grandeurs. Le lycopode, cette innocente poudre si connue, a la propriété de produire, le septième jour, un élancement dans un cor au pied, et, le treizième, le sujet est possédé de l'irrésistible envie de mordre les passants au lobule de l'oreille (Gubler). Et ainsi encore des groupes de symptômes et des phases symptomatiques pour les autres médicaments ; de telle sorte que l'on passerait en revue toute la *Matière médicale* dite *pure* sans y rencontrer le syndrôme d'une seule maladie : érysipèle, angine, pneumonie, fièvre typhoïde, etc.... A quoi sert, après cela, cette prétention de l'homœopathie de posséder des agents pathogéniques capables de substituer la maladie artificielle qu'ils produisent à la maladie spontanée naturelle du moment, où, au lieu d'un état morbide déterminé, ils ne produisent, avec leurs agents, que des phénomènes épars et incohérents ?

Les remèdes appelés *imparfaitement homœopathiques*, mis en avant par Hahnemann, pour venir au secours de l'impuissance de sa thérapeutique, ne le rendirent pas très-fier des demi-succès momentanés qu'ils pûrent lui valoir, en provoquant un ou quelques phénomènes s'adaptant à la théorie des semblables.

Ces créations ne réussissant point, ses interprétations étant insuffisantes, il chercha à ennoblir sa doctrine en la justifiant au moyen de lambeaux de phrases, de faits morcelés, en apparence favorables, puisés aux plus pures sources de la médecine. *Vomitus vomitu curatur*, avait dit Hippocrate. Eh bien, toute ma doctrine est là ! s'écrie fièrement Hahnemann.

Sans doute le vomissement peut guérir par le vomissement ; mais ce vomissement, qui disparaît à la suite de l'ingestion d'un vomitif, ne constitue point le vrai mal lui-même ; il était déjà l'effort naturel qui devait débarrasser l'estomac des matières saburrales ou bilieuses, causes prochaines des symptômes morbides. Ce n'est pas non plus par la loi des semblables que s'explique le cas de guérison, par l'ellébore blanc, d'un flux biliaire nommé choléra, et rapporté dans le livre *Des*

Épidémies. Même erreur de sa part dans l'explication du mode d'action de certains autres drastiques. Le jalap guérit les coliques en vidant les intestins, et non en produisant des coliques. Le colchique enraye la marche d'une hydropisie due à l'insuffisance de la sécrétion urinaire, en ouvrant à la sérosité une voie d'élimination, et non en entraînant l'anurie. Lorsque l'ipéca fait cesser un accès d'asthme, ce n'est point parce qu'il produit, sous forme pulvérulente, un spasme plus ou moins anxieux des conduits bronchiques, puisqu'on ne le donne jamais de cette manière. C'est parce que, porté dans l'estomac, il détermine, par action réflexe, une augmentation de la sécrétion muqueuse des bronches, laquelle manque précisément dans les crises d'angoisses dyspnéiques caractérisant les étouffements des asthmatiques.

La belladone cause d'ordinaire de la sécheresse au pharynx, avec dysphagie plus ou moins pénible ; elle produit quelquefois des taches érythémateuses framboisées sur la face. Il n'en fallait pas davantage pour que l'homœopathie fît de cette solanée un moyen curatif et même préventif de la scarlatine. Pauvre doctrine, vraiment, que celle qui, dans des effets aussi éphémères, et d'ailleurs d'une signification si secondaire, aperçoit les semblables d'une affection où la spécificité domine tant et de si haut la scène pathologique !

Cette remarque nous amène à indiquer ce grand fait d'observation, à savoir, que des agents morbifiques, très-différents par leur nature, et les plus contraires par leur action, s'échappant par les mêmes voies, déterminent, à leur passage, des symptômes d'autant plus analogues que l'espèce en est déterminée d'avance par la nature et les fonctions de l'organe éliminateur. Il s'ensuit que les modifications anatomiques par lesquelles se traduit l'impression de la cause irritante doivent être et sont nécessairement peu variées. Le résultat final de ces deux conditions est qu'il y a très-souvent une apparente similitude d'effets pathogéniques entre des causes dont l'action pourtant est profondément dissemblable. Le copahu et l'opium produisent des érythèmes cutanés, sans n'avoir à peu près rien de commun dans leur action physiologique ou dans leurs effets thérapeutiques.

Ce sont précisément ces faits, que n'ont point compris les homœopathes, et qui, par suite, les ont induits en erreur.

Hahnemann cite encore [le tabac, qui détermine des vertiges et des palpitations, comme devant être le spécifique de ces mêmes symptômes quand ils sont l'expression spontanée d'un état morbide défini. Cet exemple prouve encore que le novateur a méconnu un nouveau fait pathologique et séméiologique de la plus haute importance, celui-ci : que le même syndrome peut être sous la dépendance de deux états organopathiques diamétralement opposés. Ainsi, ne voit-on pas la cause prochaine ou condition anatomique de la céphalalgie, du vertige, de la titubation, de certains troubles visuels, et, à un degré plus avancé, des convulsions éclamptiques, de la résolution et du coma, tantôt dans l'hyperémie cérébrale elle-même, et tantôt, au contraire, dans l'ischémie et l'anémie du centre nerveux encéphalique?

Il est donc aisé de comprendre que le médicament qui agira dans le sens congestif constitue le remède des phénomènes morbides d'origine anémique, *et vice versa.* Pour ce motif, le tabac, la belladone, le sulfate de quinine, par exemple, dirigés contre certains troubles fonctionnels, donnent des succès dans les cas inverses de ceux que sont aptes à produire et auxquels conviendraient les stimulants, les alcooliques, les opiacés. De plus, le fameux argument des homœopathes, de la préservation de la variole par la vaccine, n'a plus aucune importance aujourd'hui, depuis que ces deux éruptions sont généralement considérées comme deux rejetons fixes d'une seule et même espèce nosologique. (Gubler.)

Il y a plus de trente ans, Trousseau, qui pourtant avait déjà jugé sévèrement l'homœopathie, autant comme doctrine générale que comme méthode thérapeutique, Trousseau vint lui apporter, à un moment donné, un secours inespéré dont la secte tout entière sut tirer vanité et profit. Avec son collaborateur Pidoux, il ne craignit pas d'intituler l'un des chapitres les plus importants de leur traité de thérapeutique : *Médication irritante, substitutive ou homœopathique,* sans que le grand clinicien eût jamais rencontré des preuves péremptoires du procédé de guérison par les semblables, et sans que les faits réunis par lui autorisassent une concession semblable aux disciples de Hahnemann. D'ailleurs, après comme avant la tentative de l'illustre professeur, il n'a pu exister et s'établir la moindre conciliation possible entre l'erreur absolue de ceux-ci et la vérité médicale traditionnelle.

Du reste, dans une remarquable introduction placée en tête des dernières éditions de leur savant ouvrage, Trousseau et Pidoux, à la suite d'un nouvel examen sérieux de l'homœopathie, n'ont pas eu de peine à détruire, dans les limites de quelques pages, ce qu'un moment ils avaient semblé faire en faveur de ce système.

On compte plusieurs groupes d'exemples de substitution dite homœopathique. Les voici :

Dans le premier, le plus favorable en apparence à la théorie, la cautérisation par le nitrate d'argent transforme des phlegmasies spécifiques, telles que l'uréthrite et l'ophthalmie purulente, l'angine diphthéritique et la stomatie ulcéro-membraneuse, en inflammations bénignes et franches marchant désormais d'elles-mêmes vers une absolue guérison.

C'est là, sans doute, une substitution au point de vue du résultat final. Mais l'analyse physiologique, qui ne se borne pas au fait brut, cherche à en saisir les conditions causales. Elle démontre bientôt que le caustique transforme la maladie en détruisant sur place le poison morbide qui lui imprimait son caractère de gravité, et que, par suite, il n'agit nullement en développant une inflammation franche et bénigne, laquelle prendrait simplement la place de l'affection maligne primitive.

Ailleurs, une solution de ce même nitrate d'argent, appliquée en badigeonnage sur une plaque érysipélateuse, ne modifie pas l'état morbide, en expulsant l'exanthème spontané, au moyen d'une phlegmasie artificielle. Ce cathérétique agit à la fois par l'astriction qu'il exerce sur les capillaires et par la sécrétion séro-purulente que son application engendre, et qui joue le rôle de phénomène critique. (Gubler.)

D'un autre côté, quand on modifie, par le contact de vapeurs arsenicales ou iodées, des affections chroniques tenaces des voies respiratoires, ce n'est point certainement en déterminant une inflammation aiguë spéciale exclusive de celles-ci. Ces agents impriment à l'ancien travail morbide une forme nouvelle, une allure, pour ainsi dire, plus décidée, qui se prête mieux aux actes définitifs d'une franche résolution. De plus, ils sont absorbés, et ils produisent directement sur la muqueuse, et consécutivement sur l'économie tout entière, les effets altérants qui caractérisent leur action dynamique.

Enfin, dans certaines affections gastro-intestinales, particu·
lièrement dans la dysenterie, les vomitifs, les purgatifs, les ca-
thétériques eux-mêmes, sont impuissants à substituer une inflammation simple, éphémère, à une lésion de mauvaise nature
et rebelle aux autres médications. Leur procédé curatif est plus
complexe et moins direct. Les vomitifs, en vertu du balance-
ment fonctionnel, détournent vers l'estomac le flux sécrétoire
intestinal.

Les purgatifs agissent, de leur côté, soit en expulsant des
matières irritantes ou en favorisant un mouvement critique
commencé, soit en déterminant une hypercrisie séro-mu-
queuse qui éteint l'éréthisme inflammatoire : véritable substitution physiologique très-différente d'une substitution thérapeutique.

Enfin, les cathérétiques, immédiatement emprisonnés dans
les produits albuminoïdes et le mucus des tissus, ou dilués
dans la sérosité, perdent leur action caustique pour ne conserver tout au plus qu'un pouvoir purement astringent.

Il est donc facile de voir que pas un seul de ces exemples,
empruntés à la médication irritante substitutive, peut fournir
à celle-ci un appui sérieux. Nulle part, une analyse attentive
des faits permet de découvrir cette prétendue extirpation d'un
travail morbide spontané par un travail thérapeutique artifi-
ciel de même espèce, supplantant momentanément la maladie
primitive. Partout, au contraire, les phénomènes observés trou-
vent leur application naturelle dans les données de la physiologie elle-même, sans qu'il soit besoin d'apporter dans la question la moindre hypothèse ontologique.

L'idée d'une *action épuisante* de la maladie par le médicament, au lieu d'une *substitution*, dans le sens du mot, si peu
prouvée, n'a pas eu une très-grande vogue. Les deux manières
sont très-différentes l'une de l'autre, il faut bien le reconnaître : aussi la substitution, qui étaye tout le système, est-elle
restée absolument seule en cause.

J'arrive maintenant à la réfutation des procédés thérapeutiques de l'homœopathie, auxquels je donnais tantôt les plus mi-
nutieux et les plus impartiaux développements.

Nous avons vu comment on procédait à la préparation des
dilutions homœopathiques, et nous savons que, pour des substances bien insignifiantes à nos yeux profanes, on arrivait jus-

qu'à la trente-troisième dilution. Songez, messieurs, à ce que peut devenir l'agent choisi pour constituer le principe actif de telles atténuations. Sachez que, pour arriver seulement à la treizième, il faudrait une quantité d'alcool plus considérable que la somme d'eau répandue dans toutes les mers du globe. Et si l'on possédait une sphère qui, ayant la terre pour centre, renfermerait la lune, le soleil et toutes les planètes, une goutte d'eau d'un médicament délayé dans la quantité d'alcool contenue dans un flacon ayant ces fabuleuses dimensions, ne donnerait à peine que la vingt-troisième dilution. Or, messieurs, la coquille d'huître, qui n'est que du carbonate de chaux, exige 30 dilutions; il en faut 24 pour la douce-amère, de 6 à 30 pour le platine, autant pour le soufre, de 15 à 30 pour le romarin.

Mais, comme le remède, ainsi dilué, serait encore trop énergique, on imbibe 300 globules de sucre avec une goutte de la dilution reconnue nécessaire, de telle sorte qu'il n'y a, dans un globule, que la trois-centième partie d'une goutte. C'est un moyen d'étendre plus loin encore ces extraordinaires dilutions, où nous arrivions cependant, pour la trentième déjà, à cinquante millions de milliards de décillions de tonneaux de liquide, chaque décillion valant cent milliards de milliards de millions de tonnes. Notre grand astronome François Arago, qui n'avait pas dédaigné de réfuter les doses infinitésimales de l'homœopathie, avait fait remarquer qu'un décillionième de grain est à un grain ce qu'est un atome par rapport à la masse entière du soleil.

Devant un auditoire éclairé, comme celui qui m'entoure, par la science moderne, et pénétré des principes d'une saine philosophie, je pourrais ne pas aller plus loin dans mes réfutations. Continuons cependant, afin d'être aussi complet que possible et de ne rien laisser dans l'ombre.

Malgré toutes les précautions prises, afin de ne conserver à la substance choisie que l'activité de substitution indispensable, le malade, pour n'en point accroître l'énergie, aura soin de l'avaler sans boire.

Quelquefois, je l'ai dit, il devra seulement flairer le flacon contenant les globules ou même les ayant contenus, flacon qui, soigneusement bouché, conservera la propriété curative qu'on lui demande pendant un certain nombre d'années. Enfin, il n'est pas rare, nous le savons, que la seule vue de ce flacon opère des actions thérapeutiques.

Le simple sens commun, en dehors de tout raisonnement, avait déjà pressenti que, par les dilutions hahnemanniennes, la substance médicamenteuse disparaît absolument. De même que, par le calcul des progressions, l'on s'explique sans étonnement que le grain de blé du mandarin chinois, multiplié sur les cases de l'échiquier, donne une somme de froment que la terre entière serait incapable de produire, de même aussi, en procédant en sens inverse avec la goutte homœopathique, le résultat opposé doit forcément être atteint : *Ex nihilo nihil.*

A défaut de preuves directes, les homœopathes se sont contentés de simples analogies.

La matière délétère, disent-ils, qui infecte l'air d'une ville et y développe une épidémie, n'existe pas moins assurément, bien que la chimie ne la trouve pas dans l'atmosphère ambiante. Si cette dernière science, avec ses réactifs, si la physique, avec ses instruments précis et le microscope en particulier, ne découvrent pas le médicament dans toutes ces dilutions, ce n'est point parce qu'il n'y est pas, mais parce que la physique et la chimie sont encore imparfaites et insuffisantes.

Qu'importent les réactifs impuissants des laboratoires, s'il y a dans l'organisme humain un réactif d'une activité supérieure !

Ce ne sont là que des assertions sans preuves, des hypothèses pures et fantaisistes. Et ces mêmes homœopathes que vous venez de voir accuser d'impuissance la physique et la chimie, vont se servir maintenant de ces deux sciences pour appuyer leurs raisonnements.

Nous les voyons se baser, en effet, sur l'extrême divisibilité de la matière, dont la physique fournit tant d'exemples. Ils invoquent le fait des corps odorants, le musc en particulier, qui impressionnent la pituitaire pendant un grand nombre d'années, sans que la molécule odorante accuse la moindre diminution de poids aux balances les plus précises. D'ailleurs, ce n'est point par action chimique, mais par impression, qu'agissent les substances contenues dans les globules.

Ces propositions se réfutent évidemment d'elles-mêmes.

Du reste, leurs explications ont paru tellement puériles et attaquables aux homœopathes eux-mêmes, qu'ils se sont empressés d'en imaginer de nouvelles, qui, certes, ne valent guère mieux.

Nous avouons, disent-ils, qu'à mesure que l'on avance dans l'échelle des dilutions, le médicament se trouve réduit en réalité à bien peu de chose. Mais le frottement répété de la goutte médicamenteuse sur les parois du flacon, le broiement de la poudre thérapeutique contre le fond du mortier, développent en elles une puissance d'action extraordinaire et en font surgir des propriétés nouvelles.

Il est vrai, messieurs, que le frottement entre deux corps produit de l'électricité, de la chaleur et même de la lumière. Mais si l'électricité et la chaleur, entre autres, sont des moyens thérapeutiques quelquefois précieux, ils ne s'adaptent certes pas au traitement de toutes les maladies. Et s'il se développe d'autres propriétés, puisque l'on a parlé de propriétés nouvelles, le médicament n'est plus ce que l'on croyait être et capable de faire; il est donc devenu quelque chose que l'on ne connaît pas : est-il alors rien de plus irrationnel qu'une pratique cherchant à utiliser ce qui est inconnu et susceptible, par suite, de faire l'opposé de ce que l'on recherche? D'ailleurs, les effets thermo-électriques produits, en supposant qu'ils soient les seuls, ne sont que passagers et ne durent qu'autant que le frottement ou le broiement lui-même. Et puis, que de médicaments ni électriques, ni chauds, qui pourtant produisent des effets physiologiques et thérapeutiques certains !

Les homœopathes sont allés plus loin encore. Ils ont assimilé leur molécule médicamenteuse au virus, au poison morbide, qui, quoique insaisissable, n'en amène pas moins la mort. Mais c'est là encore, de leur part, une très-grande erreur.

Si le virus produit ces effets caractéristiques, c'est parce qu'il rencontre en nous des principes congénères à l'égard desquels il agit comme semence.

Une seule goutte de sperme suffit, ainsi que l'a fait connaître Spallanzani, pour produire la fécondation; mais celle-ci n'aurait pas lieu si la semence mâle ne rencontrait pas sa matière congénère, c'est-à-dire l'ovule.

Si le virus ne rencontre pas sa matière congénère à lui, il est sans effet aucun; mais s'il la trouve, on le voit se multiplier à l'infini, s'assimiler la trame de nos organes, à tel point que la

plus petite quantité des humeurs qui les traversent reproduira
la maladie virulente chez un autre sujet.

Peut-on dire que les médicaments, eux aussi, se multiplient
comme des ferments dans notre économie ? Ce serait absurde
évidemment. Un poison, quelque puissant qu'il soit, n'infecte
que le sujet qui l'a ingéré, et, en pratiquant l'inoculation,
vous ne pouvez rien reproduire sur une autre personne.

La seule raison de la doctrine des globules et de leurs effets,
et elle est probante au point de vue contraire à l'homœopathie, se trouve dans ces paroles de Hahnemann : « La maladie
est une altération de ce qu'il y a d'immatériel en nous ; le médicament qui agit sur ce principe immatériel doit le faire par
des propriétés du même ordre. »

On conçoit alors que les doses soient infinitésimales, et,
puisqu'il est question d'agir sur quelque chose d'immatériel,
autant vaudrait, pour les adresser à leur semblable, les sup-
primer d'une manière absolue, si, par le fait déjà, il n'en était
point ainsi.

Je sais que derrière la matière, le substratum, existe la
force, et nul plus que moi n'est porté à le reconnaître. Je suis
de ceux pour lesquels il n'y a pas seulement dans une maladie
les lésions tangibles et visibles, et qui savent remonter aux influences générales dominant l'acte morbide, matérielles et dia-
thésiques, et parfois purement morales. Mais jamais avec ces
dilutions, ces dynamisations, comme on les a encore appe-
lées, on fera mieux et plus sûrement qu'avec nos doses massives. A ce compte, pourquoi pas aussi des aliments impondérables ?

Puisque la force vitale repousse nos médicaments comme des
corps étrangers, pourquoi la digestion, à laquelle cette force
préside, comme à toutes les autres fonctions, réclame-t-elle ses
éléments de fonctionnement par grammes et kilogrammes ? Le
fer, le quinquina, la pepsine, etc., sont de véritables remèdes
alimentaires ; pourrait-on obtenir d'eux, à doses lilliputiennes,
ce qu'ils donnent sous forme dite allopathique ?

Ainsi, messieurs, le globule ne contient rien : il est donc incapable d'exercer une action quelconque contre la marche de
la maladie. A ce titre, s'il ne fait aucun bien, il ne fait directement aucun mal. L'homœopathie n'est pas nuisible par elle-
même, puisqu'elle laisse, dans le cours des affections bénignes,

la force médicatrice de la nature évoluer et opérer librement ;
mais, dans les affections graves, elle amène des catastrophes
par le temps précieux qu'elle fait perdre ; il est trop tard, d'ordinaire, quand le vrai médecin intervient. Cette méthode n'est
que l'expectation déguisée, avec ses avantages et aussi avec
ses défauts. Tout ce qu'elle se vante de guérir aurait guéri
tout seul.

En Russie, en Autriche, à Paris, à Marseille, les insuccès de
l'homœopathie ont été absolus dans toutes les expériences pu-
bliques qui en ont été pratiquées. Dans cette dernière ville, on
a changé les étiquettes à l'insu des adeptes ; c'est un globule
tout différent que celui prescrit, qui a été ingéré par le malade,
et celui-ci n'a été ni mieux ni plus mal. Des médecins ont avalé
des flacons entiers de non-pareilles hahnemanniennes sans
éprouver le moindre effet, non-seulement toxique, mais même
physiologique.

Dans certaines affections nerveuses, l'hypocondrie, les vésa-
nies, le globule guérit en agissant sur l'imagination : *Crede et
salvus eris.* Il ne fait pas mieux et plus vite que la pilule de
mie de pain quotidienne avec laquelle j'ai vu guérir autrefois,
dans notre hôpital principal, un lieutenant de vaisseau en re-
traite, pur hypocondriaque, qui se croyait infecté de syphilis
constitutionnelle. J'ai raconté en détail, dans mes leçons de
thérapeutique, le cas relatif à cet officier, où l'on fit de l'homœopathie sans globules.

Et quelle prétention encore de la part des adeptes de celle-ci,
là même où la médecine traditionnelle déclare humblement
son impuissance ! Mais aussi quelles écrasantes preuves bientôt
de leur impuissance et de leur impéritie ! Il y a longtemps
déjà le chirurgien-major d'une de nos frégates de la station du
Levant était en relation presque intime, au Pirée, avec un médecin polonais, fervent homœopathe, embarqué sur le brick
russe *l'Oreste.* Savant botaniste, ce dernier allait cueillir lui-
même les plantes nécessaires pour la préparation de ses globules, qu'il faisait de ses propres mains. Notre compatriote lui
fit part, un jour, de la stérilité de ses efforts pour guérir un
jeune enfant de la ville, atteint de tumeur blanche du coude.
« J'accours avec vous auprès du petit malade, lui répond le médecin polonais ; voilà bien l'un de ces cas où l'homœopathie
ne manque jamais de triompher. » Faire flairer au malheureux

enfant, tous les quinze jours, un globule de calcar (c'est le carbonate de chaux), c'était trop inoffensif pour ne pas accepter. Le résultat était prévu d'avance : l'enfant ne mourut ni plus tard ni plus tôt.

Mais nous ne sommes pas encore au bout, messieurs.

Au dire des homœpathes, les globules auraient encore l'incroyable privilége d'une continuité d'action qui peut durer des semaines, et même des mois entiers. C'est là une très-ingénieuse façon de s'attribuer la guérison même des malades qui, las de leur thérapeutique imaginaire, se sont décidés, à temps, à réclamer l'assistance d'un vrai médecin. Écoutez plutôt. Le même chirurgien de 1re classe que je citais tantôt fut prié, par le diplomate qui, à cette époque, représentait la France auprès du gouvernement grec, de venir à Athènes donner des soins à son cocher, atteint depuis plusieurs jours d'une affection très-grave et qui laissait peu d'espoir. La femme de notre ministre plénipotentiaire, qui faisait de l'homœopathie, avait elle-même traité son automédon sans succès, et Mavro-Cordato, qui l'avait saigné à blanc, n'avait pas été plus heureux. Notre confrère reconnut une fièvre pernicieuse, donna la quinine à haute dose, et guérit rapidement le malade. Quelque temps après, au beau milieu d'un grand dîner à la légation, la maîtresse de la maison l'interpelle en ces termes : « Vous avez peut-être cru, docteur, que c'est votre quinine qui a guéri mon cocher ; détrompez-vous.... Avant votre arrivée, j'avais donné un globule d'arsenic ; j'ai consulté mes livres, et j'y ai lu que ce médicament possède une durée d'action atteignant, dans certains cas, jusqu'à quarante jours, et ne commençant à se produire que vers le douzième. » *Ab uno disce omnes.*

IV

CONCLUSIONS ET PÉRORAISON.

En définitive, messieurs, les deux grands principes promulgués par Hahnemann ne supportent pas un examen sérieux ; ils s'écroulent devant une discussion approfondie.

Le premier, celui du *similia similibus*, n'est plus soutenable, dès que les malentendus viennent à cesser par une définition rigoureuse des termes et une plus saine interprétation des faits.

Le deuxième, celui des *doses infinitésimales*, manifestement absurde, conduit à une pratique trompeuse, ridicule et bouffonne.

L'expérience et le raisonnement s'accordent donc pour condamner cette hérésie médicale que l'on dénomme *homœopathie*.

La vérité ne peut pas être dans la diversité, l'éparpillement et l'indépendance symptomatique hahnemannienne. Elle est, au contraire, en dehors de toute doctrine interprétative et exclusive, dans l'*unité pathologique*, la solidarité et l'indépendance par lesquelles les manifestations symptomatiques, si nombreuses qu'elles soient, et les troubles physiologiques, si variés qu'ils apparaissent, se ramènent, par l'analyse clinique, à une cause unique, organique ou dynamique, locale ou générale. Cette subordination existe, quelle que soit l'intensité ou la variété du phénomène. Dans la pneumonie, la violence du délire et l'hyperthermie, si dangereuses par elles-mêmes, ne sont que des symptômes. Dans la fièvre typhoïde, ni l'ataxie ni l'adynamie ne peuvent dépasser le rang de phénomènes secondaires. Tous sont réductibles physiologiquement à la lésion primordiale constituant l'unité pathologique. Dans les maladies chroniques elles-mêmes, il n'en est pas autrement : ainsi, dans la maladie de Bright, ni les manifestations hydropiques, ni les phénomènes urémiques, ni les troubles convulsifs, ne sont autre chose que des irradiations extérieures d'une cause centrale.

La vérité ne peut pas être non plus dans la thérapeutique symptomatique et fragmentée du système hahnemannien. Elle sera, dans l'*unité thérapeutique*, adaptée à l'unité morbide; non pas qu'il puisse être question ici d'une unité absolue dans le sens du mot, mais d'une unité relative, s'adressant, par chacun de ses agents, à des quantités simples.

C'est une *unité fédérative*, pour ainsi parler, c'est-à-dire réalisée par le concours d'actions ayant une sorte d'autonomie chacune, mais tendant à l'unité par l'adaptation de chacune d'elles à l'un des éléments de l'acte morbide. Ce n'est pas l'unité de nos rares spécifiques; c'est celle qui s'atteint en posant clairement les indications après une analyse exacte de la maladie, classant ces indications d'après l'importance de chacun des éléments de celle-ci, autant comme espèce nosologique qu'acte physiologique dévié, empruntant sa physionomie propre à son support, au malade lui-même.

C'est ce que j'appellerai volontiers la *solidarité thérapeutique;* cette expression est plus exacte que celle d'*unité.*

Avec cette médecine, qui demande, pour être pratiquée, de véritables médecins, l'observation clinique fait alliance avec l'expérimentation moderne ; mais elle reste (ce qu'elle aurait dû être toujours) souveraine et maîtresse. Elle fait de cette dernière sa subordonnée ; les éléments qu'elle lui emprunte aident à ses diagnostics et à ses médications, mais ils ne sont pour elle que des auxiliaires dont à la rigueur il lui serait permis de se passer. Les travaux des Arago, des Babinet, etc., ont fourni à la navigation les plus considérables ressources ; mais les navigateurs ne pouvaient les connaître encore au moment où s'accomplissaient les plus fameux voyages de circumnavigation, et pourtant plusieurs d'entre eux n'ont pas été égalés comme marins. Les remarquables acquisitions faites dans les sciences biologiques, à la suite des recherches des Magendie, des Claude Bernard, etc., sont pour la médecine ce que les autres ont été pour l'art nautique. Mais la maladie expérimentale n'est pas plus la maladie vraie et spontanée que l'eau minérale artificielle, par exemple, n'est l'eau thermale naturelle vivante.

Je crois avoir démontré, messieurs, que, dans l'homœopathie, cette œuvre étrange, tout est fantaisiste et erroné : principes, faits, interprétations. *Verba et voces, prætereaque nihil.*

C'est donc une doctrine semée de déceptions et de dangers qu'il faut combattre et repousser.

Ne soyez jamais homœopathes, messieurs. Les intérêts supérieurs que l'État vous confie, la santé de nos braves soldats et de nos vaillants marins nous interdisent la pratique d'un système médical aussi insignifiant et dangereux à la fois. L'homœopathie est la thérapeutique des maladies guérissant seules. Dangereuse par la pratique de coupable expectation désarmée, qu'elle cache, elle est la complice des maladies qui tuent sûrement quand on ne les attaque pas avec une vigoureuse énergie.

Et puis, l'homœopathie, c'est encore l'immobilité, la pétrifi-cation : c'est forcément la négation du progrès et du travail ; car à quoi sert de rien ajouter ou changer au système, du moment où une première fois le maître a rencontré la vérité une, pure, absolue, complète?

Voyez, au contraire, la marche incessamment progressive de la médecine traditionnelle.

Le dix-neuvième siècle a posé, à nouveau, le problème de la politique, de la philosophie, de la littérature, de l'art, de la science, de la religion elle-même. La médecine, qui est à la fois une science et un art, s'est prêtée aux plus radicales révi-sions, et elle n'a pas craint, pour cela, de renverser même ses dieux et d'abattre ses temples. Le moment est proche où, après tant de sacrifices, et aussi grâce à l'alliance de l'observation clinique et de l'expérimentation moderne, va s'édifier une science plus précise et surgir un art perfectionné et plus sûr de lui-même. Les dogmes s'épurent; les investigations diagnos-tiques, aidées des plus ingénieux instruments, se perfec-tionnent chaque jour; la chimie éclaire de son flambeau le diagnostic et la thérapeutique à la fois; les acquisi-tions de la pharmacodynamie ont atteint des proportions inénarrables.

Mais aussi quel travail incessant, quels laborieux efforts imposés à chacun! Il n'y a pas ici seulement, comme pour l'homœopathie, la voix du maître isolé, avec l'auréole que lui donne cette sorte de révélation médicale qui, faisant de lui comme un élu, un être prédestiné, force à se taire ses dis-ciples, leur laissant à peine le rôle de commentateurs. Il y a ici, au contraire, la voix de chacun de nous, parce qu'on tient compte des efforts et du travail de tous. La vraie médecine est ouverte à tous ses adeptes, avec leurs productions, leur con-trôle, leurs discussions et leurs infirmations même.

Travaillez donc toujours, chers élèves, avec cette ardeur que peut seule donner la noble ambition de servir et de faire pro-gresser la science de l'homme, comme s'appelle aujourd'hui la médecine. Sans doute, quelle que soit la pénétration de l'in-telligence humaine, quelle que soit aussi la rigueur de ses ana-lyses ou la puissance de ses synthèses, il y aura toujours des problèmes insolubles et même des mystères insondables. Il ne faut point se décourager, cependant; la part faite à l'activité

intellectuelle de l'homme reste encore assez grande pour satis-
faire à toutes nos aspirations.

Vous avez tous lu, chers élèves, que les pasteurs industrieux
et patients de l'Asie Mineure ont soin de jeter entre les débris
des temples et de leurs statues mutilées les rares grains garnis-
sant encore leurs besaces. Quand la saison est venue, ils s'em-
pressent de retourner aux mêmes lieux, où ils retrouvent,
parmi ces ruines, de lourds épis prêts pour la moisson, et cou-
vrant en partie les chapiteaux de colonnes et les restes de bas-
reliefs près desquels leur semence avait été placée.

Ainsi devons-nous faire tous, messieurs ! Quiconque tient dans
sa main une semence, doit la confier à la terre. Semons, au milieu des ruines que, dans nos idées de révision, de perfection-
nement et de rénovation, nous avons faites nous-mêmes. Il en
sortira de riches épis dont profitera l'humanité entière. Nous
préparerons ainsi le terrain solide sur lequel sera relevé l'édifice de la médecine. Cet édifice se consolidera par l'union intime de l'observation traditionnelle, cette école du sens pratique
et du tact médical, avec l'expérimentation moderne, cette
œuvre de laborieux progrès avec ses méthodes et ses instruments ingénieux, ses réactifs délicats, et tout son ensemble de
précision scientifique.

Il faut, en un mot, s'inspirer des grandes traditions médicales hippocratiques frappées au coin de la plus admirable observation, et s'astreindre, en même temps, aux rigoureux procédés de la science contemporaine.

En avant donc, messieurs, dans cette voie, la seule vraie,
et haut les cœurs ! L'homme a besoin d'être aimé, parce qu'il
souffre et souffrira toujours. A vous la plus grande part dans
cette œuvre de soulagement physique et d'apaisement moral !
Et si, dans cette lutte contre le mal, qui exige autant de dé-
vouement qu'elle réclame de saine science, vos efforts succom-
bent trop souvent encore, il vous restera du moins l'inappré-
ciable satisfaction de pouvoir redire : *Si mihi desint vires in
me est voluntas !*

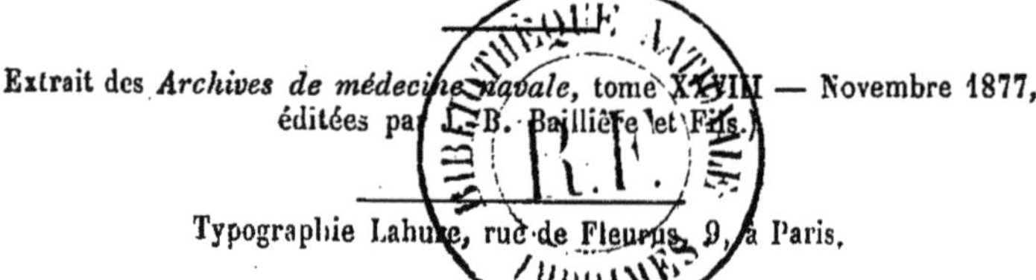

Extrait des *Archives de médecine navale*, tome XXVIII — Novembre 1877,
éditées par J.-B. Baillière et Fils.

Typographie Lahure, rue de Fleurus, 9, à Paris.

BIBLIOTHÈQUE DU MÉDECIN DE LA MARINE

Archives de médecine navale, rédigées sous la surveillance de l'Inspection générale du service de santé de la marine. Directeur de la rédaction, M. LE ROY DE MÉRICOURT. Paraissant mensuellement par numéros de 80 pages, et formant chaque année 2 vol. in-8. — Les tomes I à XXVIII (1864-77) sont en vente.
Prix de l'abonnement annuel pour Paris.. 12 fr.
— Pour les départements.. 14 fr.
— Pour l'union postale... 15 fr.
— Pour les autres pays, d'après les tarifs de la convention postale.

BARRALLIER. **Du typhus épidémique** et Histoire des épidémies de typhus observés au bagne de Toulon, par le Dr BARRALLIER, directeur du service de santé de la marine. Paris, 1861, 1 vol. in-8, 384 p.. 5 fr.

BÉGIN (L.-J.). **Études sur le service de santé militaire en France,** son passé, son présent et son avenir, par le docteur J.-L. BÉGIN, chirurgien-inspecteur, membre du Conseil de santé des armées. Paris, 1849, in-8 de 370 pages. 4 fr. 50

— **Moyens de rendre en temps de paix les loisirs du soldat français** plus utiles à lui-même, à l'État et à l'armée. Paris, 1843, in-8 (1 fr. 25)......... 50 c.

BELOT (Ch.). **La fièvre jaune** à la Havane, sa nature et son traitement. Paris, 1865, in-8 de 160 pages.. 3 fr. 50

BERCHON (E.). **Histoire médicale du tatouage.** Paris, 1869, in-8, 184 p. 3 fr. 50

BERGER (Ch.) et REY. **Répertoire bibliographique des travaux des médecins et des pharmaciens de la marine française,** suivi d'une Table méthodique des matières, par les docteurs Ch. BERGER (de Brest), médecin de la marine, et H. REY, médecin de 1re classe. Paris, 1874, in-8 de IV-282 p........... 6 fr.

BONNET (G.). **Mémoire sur la puce pénétrante ou chique.** Paris, 1867, in-8, 102 p. avec 2 pl.. 2 fr. 50

BOUDIN. **Traité de géographie et de statistique médicales, et des maladies endémiques,** comprenant la météorologie et la géologie médicales, les lois statistiques de la population et de la mortalité, la distribution géographique des maladies, et la pathologie comparée des races humaines, par le docteur J.-Ch.-M. BOUDIN. Paris, 1857, 2 vol. grand in-8, avec 9 cartes et tableaux.................. 20 fr.

BRASSAC. **Essai sur l'Éléphantiasis des Grecs,** lèpre phymatode et aphymatode. Paris, 1868, in-8, 99 p.. 2 fr. 50

CARRIÈRE (Ed.). **Le Climat de l'Italie** et des stations du midi de l'Europe. *Deuxième édition.* Paris, 1876, 1 vol. in-8 de 640 pages........................ 9 fr.

CHASTANG. **Conférences sur l'hygiène du soldat,** appliquée spécialement aux troupes de la marine, par le docteur CHASTANG. Paris, 1873, in-8 de 40 p... 1 fr. 25

CHERVIN (N.). **Nouvelles opinions de M. Lassis, concernant la fièvre jaune.** 1829, in-8.. 50 c.

— **Prétendues preuves de la contagion de la fièvre jaune.** 1829, in-8. 75 c.

— **Opinions de M. Castel touchant la prétendue contagion de la fièvre jaune.** Paris, 1830, in-8 (1 fr. 50).. 50 c.

— **Lettre à M. Montfalcon sur la fièvre jaune.** 1830, in-8.......... 50 c.

CORNILLIAC (J.-J.-J.). **Recherches chronologiques et historiques sur l'origine et la propagation de la fièvre jaune dans les Antilles,** par J.-J.-J. CORNILLIAC, médecin de la marine. Fort-de-France, 1867, 2 parties in-8. 6 fr.

— **Études sur la fièvre jaune à la Martinique,** de 1669 à nos jours. Fort-de-France, 1873, 1 vol. in-8 de 791 pages.. 12 fr.

COUTANCE. **Histoire du Chêne** dans l'antiquité et dans la nature ; ses applications à l'industrie, aux constructions navales, etc., par A. COUTANCE, professeur à l'École de médecine navale de Brest. 1873, in-8, 558 pages.................. 8 fr.

DARISTE (A. J.). **Fièvre jaune.** Paris, 1825, in-8........................ 1 fr.

DELAVAUD. **Aperçu général des sciences du monde matériel** et de leur filiation, par M. C. DELAVAUD, pharmacien en chef de la marine. 1875, in-8. 1 fr. 50

DOUNON (P.). **Étude sur la verruga,** 1871, in-8, 56 p. et 1 pl............ 2 fr.

DUTROULAU. **Traité des maladies des Européens dans les pays chauds** (régions intertropicales), climatologie et maladies communes, maladies endémiques, par le docteur A.-F. DUTROULAU. *Deuxième édition.* 1868, 1 vol. in-8, 650 p. 8 fr.

FAGET. **Monographie sur le type et la spécificité de la fièvre jaune,** par le docteur J.-C. FAGET. 1875, gr. in-8, avec 109 tracés graphiques..... 4 fr.

GODINEAU (L.). **Études sur l'établissement de Karikal** (côte de Coromandel) : topographie, climat, maladies, mortalité, hygiène. 1858, g. in-8 avec 3 cartes. 3 fr. 50

GRIESINGER. — **Traité des maladies infectieuses.** Maladies des marais, fièvre jaune, maladies typhoïdes (fièvre pétéchiale ou typhus des armées, fièvre typhoïde, fièvre récurrente ou à rechutes, typhoïde bilieuse, peste), choléra, par W. GRIESINGER, professeur à la Faculté de médecine de l'Université de Berlin, traduit et annoté par le docteur G. LEMATTRE. *Deuxième édition,* revue, corrigée et augmentée par E. VALLIN. Paris, 1877, in-8, XXXII, 724 p.. 10 fr.

HÉRAUD **Nouveau Dictionnaire des plantes médicinales**, par le docteur
A. HÉRAUD, professeur d'histoire naturelle à l'Ecole de médecine de Toulon. Paris,
1875, 1 vol. in-18 de 600 pages avec 261 figures. Cartonné................... 6 fr.
JOURDANET. — **Le Mexique et l'Amérique tropicale,** climats, hygiène et maladies. Paris, 1864, 1 vol. in-18 jésus, 460 p., avec une carte du Mexique.... 4 fr.
LABORDETTE. **De l'emploi du spéculum laryngien** dans le traitement de
l'asphyxie par submersion, etc. 2ᵉ *édition*. 1868, in-8, avec 2 figures........ 75 c.
LAYET. **Hygiène des professions et des industries,** précédée d'une Étude générale des moyens de prévenir et de combattre les effets nuisibles de tout travail
professionnel, par le docteur Alexandre LAYET, professeur agrégé à l'École de médecine navale de Rochefort. Paris, 1875, 1 vol. in-18 jésus de XIV-560 pages.... 5 fr.
LEFÈVRE (A.). **Recherches sur les causes de la colique sèche.** 1859, in-8,
312 p. avec fig... 4 fr. 50
— **Nouveaux documents concernant l'étiologie saturnine de la colique
sèche** des pays chauds. Paris, 1864, in-8, 63 pages............ .... 1 fr. 25
— **Histoire du service de santé de la marine militaire** et des écoles de
médecine navale en France, depuis le règne de Louis XIV jusqu'à nos jours (1666-
1867). 1867, 1 vol. in-8, avec 13 plans, cartes et fac-simile.................. 8 fr.
LE ROY DE MÉRICOURT. **Mémoire sur la chromhidrose** ou chromocrinie cu-
tanée. 1864, in-8, 179 pages.. 3 fr.
MAHÉ. **Manuel pratique d'hygiène navale** ou des moyens de conserver la
santé des gens de mer, à l'usage des officiers mariniers et marins des équipages de
la flotte, par le docteur J. MAHÉ, médecin-professeur de la marine, ouvrage publié
sous les auspices du ministre de la marine et des colonies. Paris, 1874, 1 vol. in-18
jésus, XV-451 pages, cart. .... 3. fr. 50
MANZINI (N.-B.-L.). **Histoire de l'inoculation préservatrice de la fièvre
jaune.** Paris, 1858, in-8.. 3 fr. 50
MARROIN (A.). **Histoire médicale de la flotte française dans la mer Noire**
pendant la guerre de Crimée. Paris, 1861, in-8, 204 p.................... 3 fr. 50
MARTINS. — **Du Spitzberg au Sahara.** Étapes d'un naturaliste au Spitzberg, en
Laponie, en Écosse, en Suisse, en France, en Italie, en Orient, en Égypte et en Algérie,
par Charles MARTINS, professeur à la Faculté de Montpellier. 1866, 1 vol. in-8. 8 fr.
MAUREL. **Des fractures des dents,** par le Dʳ E. MAUREL, médecin de première
classe de la marine. Paris, 1875, in-8, 52 p. avec fig...................... 2 fr.
— **Des luxations dentaires, du traitement de la carie dentaire.** Paris,
1867. In-8 de 85 pages... 2 fr. »
MÉLIER (F.). **Rapport sur les marais salants.** 1847, in-4, 96 p. avec 4 pl. 5 fr.
— **Relation de la fièvre jaune** survenue à Saint-Nazaire, suivie de la loi anglaise
sur les quarantaines, par F. MÉLIER. 1863, in-4, 176 p. avec 3 cartes......... 10 fr.
MICHAUX (A.). **Mémoire sur les causes de la fièvre jaune.** 1852, in-8. 1 fr.
MORACHE. **Traité d'hygiène militaire,** par G. MORACHE, médecin-major de
première classe. 1874, in-8 de 1050 p. avec 175 fig................... 16 fr.
O'HALLORAN. **Aperçu succinct de la fièvre jaune.** 1824, in-8........ 3 fr.
PELLARIN (A.). **Hygiène des pays chauds.** Contagion du choléra démontrée par
l'épidémie de la Guadeloupe. Paris, 1872, in-8, 358 p...................... 6 fr.
— **Des fièvres bilieuses dans les pays chauds en général** et de la fièvre
bilieuse hématurique en particulier. Paris, 1876, in-8 de 231 p............. 3 fr.
**Programmes des questions auxquelles les candidats ont à répondre
dans les concours pour les différents grades et emplois du corps
de santé de la marine,** publiés par ordre du ministre de la marine et des colonies. Paris, 1876, in-8 de 112 pages.. 2 fr. 50
ROCHARD. **Histoire de la chirurgie française au XIXᵉ siècle,** étude histori-
que et critique sur les progrès faits en chirurgie depuis la suppression de l'Académie
royale de chirurgie jusqu'à l'époque actuelle par le Dʳ Jules ROCHARD, inspecteur du
service de santé de la marine. Paris, 1875, 1 vol. in-8, XVI, 800 p........... 14 fr.
— **Étude synthétique sur les maladies endémiques.** 1871, in-8.... 2 fr.
— **De l'influence de la navigation et des pays chauds sur la marche
de la phthisie pulmonaire.** Paris, 1856, in-4 de 94 p................. 4 fr.
ROUBAUD (E.). **Relation médicale d'un voyage d'émigrants indiens** effectué
de Pondichéry à la Pointe-à-Pitre. Paris, 1868, gr. in-8, 50 p............. 2 fr.
SAUREL (L). **Traité de chirurgie navale,** par le docteur L. SAUREL, ex-chirur-
gien de la marine, professeur agrégé à la Faculté de médecine de Montpellier, suivi
d'un Résumé de leçons sur le **service chirurgical de la flotte,** par J. ROCHARD.
Paris, 1861, in-8 de 600 pages, avec 106 figures............................. 8 fr.
STORMONT. **Topographie médicale de la côte occidentale d'Afrique,**
et particulièrement celle de la colonie de Sierra-Leone. Paris, 1822, in-4 (2 fr.) 50 c.
THOMAS (P.-F.). **Fièvre jaune.** Paris, 1848, in-8 (3 fr.)................ 1 fr. 50
VOISIN. **Le service des secours publics,** à Paris et à l'étranger. Paris, 1873, in-8,
54 p.. 1 fr. 50